OBSERVATION

D'ANÉVRISME ARTÉRIO-VEINEUX

DEVENU PUREMENT ARTÉRIEL

TRAVAIL PRESENTE A LA SOCIETE DE CHIRURGIE DE PARIS

PAR

LE Dr HENRI GRIPAT

Professeur suppleant a l'Ecole de Medecine d'Angers
Laureat de cette ecole (prix de premiere annee, 1864-1865)
Ancien interne en Medecine et en Chirurgie des Hopitaux de Paris
Laureat de la Faculte de Medecine de Paris (Prix Monthyon, 1874)
Membre correspondant (ancien membre adjoint) de la Societe Anatomique
Tresorier de la Societe de Medecine d'Angers

ANGERS
IMPRIMERIE-LIBRAIRIE GERMAIN ET G. GRASSIN
RUE SAINT-LAUD

1883

OBSERVATION

D'ANÉVRISME ARTÉRIO-VEINEUX

DEVENU PUREMENT ARTÉRIEL

TRAVAIL PRÉSENTÉ A LA SOCIÉTÉ DE CHIRURGIE DE PARIS

PAR

LE Dr HENRI GRIPAT

Professeur suppléant à l'École de Médecine d'Angers
Lauréat de cette école (prix de première année 1864-1865)
Ancien interne en Médecine et en Chirurgie des Hôpitaux de Paris
Lauréat de la Faculté de Médecine de Paris (Prix Monthyon 1874)
Membre correspondant (ancien membre adjoint) de la Société Anatomique
Trésorier de la Société de Médecine d'Angers

ANGERS
IMPRIMERIE-LIBRAIRIE GERMAIN ET G. GRASSIN
RUE SAINT-LAUD

1883

OBSERVATION (1)

Le nommé X..., cultivateur, âgé de 56 ans, est envoyé par M. le docteur Priou, de Quince-Brissac, à M. le docteur Dezanneau pour une tumeur anévrismale volumineuse du bras gauche.

A l'âge de 11 ans, c'est-à-dire il y a 45 ans, il se fit accidentellement avec un canif une plaie profonde à la partie inférieure et interne du bras. L'hémorragie artérielle fut contenue d'abord par le blessé lui-même, au moyen d'une compression directe, puis un pansement méthodique amena la guérison de la plaie.

Mais bientôt se produisit une petite tumeur anévrismale du volume d'une grosse noix ; elle persista dans les mêmes conditions pendant une durée de 42 ans, sans gêner, même dans les travaux champêtres.

Il y a trois ans, un caillot embolique se détacha et détermina la perte par gangrène d'une phalange et demie de l'index, d'une demi-phalange du médius et d'une phalange de l'annulaire. La tumeur se mit en même temps à augmenter notablement de volume ; puis, récemment, elle prit un brusque accroissement qui nécessita l'intervention chirurgicale.

Lors de mon examen avec M. le docteur Dezanneau, le membre est considérable, présentant une énorme tumeur en forme de besace, dont la partie inférieure se délimite nettement au pli du coude, et qui n'a pas de limite supérieure précise. Le bras est

---

(1) Cette observation a été lue à la Société de Chirurgie de Paris et insérée au Bulletin de 1882, t. VIII, p. 803. — Le rapport fait par M. Polaillon résume les réflexions dont nous avions cru devoir la faire suivre, et que nous reproduisons ici.

La pièce anatomique avait été présentée à la Société de Médecine d'Angers dans la séance du 18 avril 1882.

en effet tendu a pleine peau jusqu'au-dessus de l'epaule, œdemateux, empate, douloureux, rouge sur les cotes et en arriere, non en avant, menace en ce point, sur une largeur de presque une main, de rupture ou de gangrene L'avant-bras est tres œdemateux egalement.

Des battements expansifs nets existent dans toute l'etendue du bras, avec un fort thrill et un souffle tellement intense qu'il est perçu a l'auscultation directe, a l'auscultation a distance, par le malade lui-meme et par sa femme qui ne peut dormir dans le meme lit. Le pouls est insensible au poignet. L'artere sous-claviere presente au contraire des battements enormes a l'œil et au doigt. Elle paraît grosse comme une aorte normale, le systeme arteriel et cardiaque est tout entier atheromateux au plus haut degre

Evidemment il existe une poche anevrismale qui s'est rompue, et l'anevrisme faux consecutif a disseque les muscles du bras, aminci les aponevroses et la peau, menaçant de les perforer et d'amener par suite des accidents d'hemorragie foudroyante. Le malade est epuise par la fièvre et les douleurs, anemié. Il y a urgence d'operer.

Aucune operation ne serait possible en dehors de l'amputation du bras, qui est pratiquee le 14 avril 1882 par M Dezanneau.

La bande d'Esmarch ne peut etre appliquee sur la tumeur, mais l'hemostase est pratiquee au moyen du caoutchouc cylindrique passant juste au-dessus de l'acromion et dans le creux de l'aisselle.

L'amputation est faite avec une manchette ; l'os est coupe au ras des tuberosites de l'humerus. L'artere axillaire très volumineuse et atheromateuse est liee, sans denudation prealable, au moyen d'un double fil cire volumineux pose en cordon plat. Deux ou trois arterioles seulement sont liees pendant l'operation. Le pansement antiseptique est applique ; les suites de l'amputation sont regulieres et le malade guerit.

Examen du bras. — M. le docteur Dezanneau a bien voulu me confier l'examen de la piece qui presente des particularites interessantes.

La tumeur n'a pas de limites superieures. La majeure partie de la poche est constituee par le biceps dont les fibres dissociees forment la paroi, soutenues faiblement par l'aponevrose d'enveloppe, si faiblement que la dissection est impossible en nombre de points sans dechirure de la poche fragile, et que le sang s'est meme épanche entre les muscles de la region anterieure du bras, sans franchir toutefois les cloisons adherentes a l'os, et sans passer par consequent dans la region posterieure.

En bas, la poche est plus consistante, renforcee qu'elle est par le tendon du biceps C'est par la qu'est la communication de cette poche d'anevrisme diffus consecutif avec l'anevrisme circonscrit primitif.

La poche anevrismale primitive fait sur le cote interne et posterieur du biceps une saillie comme celle d'un œuf de poule, elle est atheromateuse, dure, formee d'une seule plaque tres consistante. L'artere humerale aplatie mesure 13 millimetres de largeur au-dessus de la poche ou elle est tres atheromateuse, et seulement 8 millimètres au-dessous, ou elle est souple au contraire, le sac siege a quelques millimetres au-dessus de la bifurcation de l'humerale.

La dissection amene ici une surprise la veine humerale, collee sur le cote du sac anevrismal, en arriere et le long de l artere est oblitéree jusqu'a la partie superieure du bras par des tractus fins, aplatie, mince de parois, d'un diametre variant irregulierement entre 4 et 8 millimetres. Cette veine a communique avec le sac anevrismal et son obliteration s'est faite plus tard. Son abouchement dans le sac est a cote de celui de l'artere, a la limite superieure du sac primitif. De meme au-dessous du sac elle est obliteree et voisine de l'artere.

Le sac est plein a la fois de caillots fibrineux et de caillots cruoriques, ces derniers occupant la partie superieure du sac, au niveau de sa rupture, les caillots fibrineux situes a la partie inferieure, dans le vieux sac.

Les muscles du bras et de l'avant-bras sont œdemateux et hypertrophies, le tissu conjonctif œdematie, les lymphatiques volumineux avec gros ganglions multiples le long de la gaine des vaisseaux.

RÉFLEXIONS

Ainsi, en reconstituant l'histoire de ce malade, on voit qu'à la suite de son coup de canif, il a eu un anévrisme circonscrit artério-veineux ; que la veine s'est oblitérée plus tard, et que l'anévrisme est alors demeuré purement artériel ; qu'enfin, il s'est formé récemment un anévrisme diffus par rupture du sac athéromateux.

Le fait intéressant à étudier, c'est la transformation de l'anévrisme artério-veineux par suite de l'oblitération de la veine et la cause probable de cette transformation.

Il est admis, d'une part, généralement que les anévrismes artério-veineux sont peu susceptibles d'accroissement de volume et qu'ils demeurent habituellement pendant longtemps dans leur état d'origine, c'est-à-dire avec un volume médiocre ; tel est le cas de notre malade qui a conservé pendant 42 ans environ un sac anévrismal gros à peine comme un petit œuf.

Quelle est la cause de ce phénomène de stabilité du sac qu'on n'observe que dans les anévrismes artério-veineux ? « Il n'y a pas de coagulation complète dans les anévrismes variqueux, répond à cela M. le professeur Lefort (art. anévrisme du *Dict. encyclopédique*, t. IV, p. 679), parce que le sang ne s'arrête jamais assez dans la poche pour pouvoir y former un caillot solide... » Par conséquent lorsque le sac se trouve dans des conditions d'équilibre de pression, il demeure indéfiniment stationnaire.

Cependant d'autre part, « on observe quelquefois dans l'anévrisme variqueux une metamorphose assez singulière, dit Follin (*Pathologie externe*, t. II, p. 372), c'est sa transformation en anevrisme artériel consécutif, par la cicatrisation de l'ouverture veineuse. Nélaton a le mérite d'avoir signalé le premier ce curieux phénomène, et l'on trouve dans les thèses de Morvan (*De l'anevrisme variqueux*, th. de Paris, 1847, n° 41) et d'Henry (*Considerations sur l'anévrisme artério-veineux* th. de Paris, 1856, p. 70) les faits les plus probants à l'appui de cette idee. »

Ce fait signalé par Follin peut se reproduire dans des conditions differentes, ou par suite des efforts tentes pour guérir l'anevrisme, ou spontanement, mais toujours, en tous cas, par suite d'une modification telle de la circulation du sang dans le sac que la coagulation puisse se produire pour un temps ou pour toujours.

Par exemple, depuis que Nélaton a insisté sur la différence considérable qui existe au point de vue de la curabilite entre l'anévrisme artério-veineux et l'arteriel, et sur la possibilite de transformer l'un dans l'autre, les chirurgiens s'efforcent d'oblitérer la communication veineuse en modifiant la circulation dans le sac par la compression de l'orifice artério-veineux.

« Le but de tout traitement appliqué à l'anévrisme artério-veineux, dit M. le professeur Richet, (art. anévrisme du *Dict. de Med. et de Chir. Prat.*, t. II, p. 442) doit être, non pas d'oblitérer le sac anévrismal, mais de fermer l'orifice de communication artério-veineux ; du moment où ce dernier résultat est obtenu, on peut dire la guérison à peu près effectuée, car il ne reste plus qu'à traiter l'anévrisme artériel, toujours de petit volume et par conséquent facile à obliterer. Toute methode qui n'agira que sur l'anévrisme, soit directement, soit indirectement, sera par cela même exposée a échouer, car, en supposant qu'elle reussisse à faire condenser des caillots dans le sac, elle n'aura obtenu la plupart du temps qu'un résultat précaire et incertain; la persistance du courant artério-veineux ne tardera pas à ramener les pulsations dans l'anévrisme. »

En 1864, Vanzetti, suivant les indications données ainsi par Nélaton, obtenait la guérison de deux cas d'anévrisme artério-veineux récents du pli du coude (même article, p. 445) « par un nouveau procédé de compression digitale exercee simultanément sur la veine, au niveau de la tumeur, et sur l'artère à une certaine distance. Le savant professeur de Padoue indique qu'il a eu bien soin, dans la compression exercée sur la veine, de faire en sorte qu'elle ne portât que sur l'orifice de communication arterio-veineux, et non sur le sac lui-même, de maniere a obliterer avant tout cet orifice, tout en permettant au sang de se coaguler dans l'anévrisme. »

Tout est là, en effet ; c'est la formation de caillots solides qui permettra la guerison du sac ; mais le sang ne se coagulera que si la circulation est changée par suite de l'obliteration de la veine ; il faut donc que le résultat d'un accident spontané ou d'une intervention heureuse soit la suppression de la communication veineuse.

Partant de ces données, voyons ce qui a pu produire chez notre malade l'oblitération de la veine.

Vraisemblablement il faut faire remonter la date de la transformation premiere du mal à trois ans, époque où se produisirent d'abord les phénomènes d'embolie dans les artères au-dessous du sac, puis le début de la dilatation progressive d'un sac resté si longtemps stationnaire. Ces deux phénomènes semblent avoir été connexes ; il s'est passé, à un moment donné, une révolution dans les conditions d'existence de l'anévrisme, et la distension du sac doit être considérée comme un indice précieux dans l'espèce. En effet, « pour que la tumeur artério-veineuse puisse se développer, dit encore M. le professeur Richet (même article p. 441), il faudrait que *l'orifice d'échappement du sang artériel*, qu'on me passe cette expression, fût tres petit ou mal situé par rapport a elle, ou momentanément obstrué, et qu'alors le courant arteriel eût plus de difficulté à pénétrer dans le système veineux que dans le sac. »

Comment ici l'oblitération nécessaire a-t-elle pu se produire ? Des hypothèses seules peuvent être faites ; mais il semble certain que l'embolie des artères de l'avant-bras a été le premier phenomène produit, et que l'oblitération de la veine n'a pu être que consécutive à la formation de caillots dans le sac.

Or, remarquons que tout le sac est absolument calcifié autour de l'artere et de la veine, que tout le système artériel est uniformement atheromateux, au-dessus du sac, dans les autres membres, que le cœur lui-même l'est également, que seules les arteres situées au-dessous du sac sont souples.

Une telle athéromasie, quelle qu'en soit l'origine, ne pouvait exister sans causer des désordres graves, et principalement des coagulations sanguines actives ou passives. Nous pouvons supposer que le sac a dû être le premier ou le plus athéromateux, et le plus exposé par consequent aux phénomènes de coagulation ; aussi, rien de plus simple que d'admettre la production d'une embolie, probablement formée de sang non completement coagule, par suite de la difficulté connue à la formation de caillots actifs dans les sacs artério-veineux.

Du côte du système artériel de l'avant-bras, le cours du sang se retablit ulterieurement, soit par le moyen de collaterales, soit par suite de la resorption du caillot. Mais, pendant cette obstruction temporaire, des caillots actifs ont pu s'organiser dans le sac où le sang circulait moins librement, d'où obliteration de l'orifice veineux et thrombose dans la veine avec phlebite obliterante consécutive et ainsi transformation en anevrisme purement artériel.

Ou bien une embolie se fit dans la veine en même temps que dans l'artere, s'arrêtant au niveau d une division veineuse en raison de la disposition anormale des veines plus dilatees à partir du sac. Dans cette seconde hypothèse, l'oblitération de la veine aurait précédé la formation des caillots actifs dans le sac artériel.

Quoi qu'il en soit, les caillots durent exister à ce moment, favorises par le ralentissement du cours du sang, par la suppression de l'orifice d'échappement, de la soupape de sûreté veineuse.

D'artério-veineux, l'anévrisme etait donc devenu purement artériel, chose rare mais avantageuse puisque, vu son petit volume, sa guérison eût pu être obtenue plus facilement par un traitement approprié.

Malheureusement ce travail spontane s'etait produit trop tard; le sac qui etait devenu athéromateux n'a pu supporter longtemps la pression excessive qui lui venait d'une artere tres volumineuse, et, comme il etait fragile, il s'est rompu.

Telle a été en toute hypothèse la fin de cet anévrisme à transformations multiples et curieuses.

Angers, imp Germain et G Grassin, rue Saint-Laud 1159-83

www.ingramcontent.com/pod-product-compliance
Ingram Content Group UK Ltd.
Pitfield, Milton Keynes, MK11 3LW, UK
UKHW020553230726
13925UKWH00006B/2585